51 Rezepte für schwangere Mütter:

Smarte Diäten und gesunde Ernährung für werdende Mütter

Von

Joe Correa CSN

COPYRIGHT

Diese Veröffentlichung ist dafür, genaue und verbindliche Informationen hinsichtlich des behandelten Themas zur Verfügung zu stellen. Es wird unter der Voraussetzung verkauft, dass weder der Autor noch der Verleger medizinische Beratung leisten. Wenn medizinischer Rat oder Hilfe benötigt wird, bitte einen Arzt konsultieren. Dieses Buch ist nur eine Hilfe und sollte nicht Ihrer Gesundheit schaden. Konsultieren Sie bitte einen Arzt bevor Sie mit diesem Ernährungsplan beginnen, um sicherzustellen, dass es für Sie passt.

DANKSAGUNG

Dieses Buch ist meinen Freunden und meiner Familie gewidmet, die leichte oder ernste Krankheiten hatten, so dass Sie eine Lösung finden und die notwendigen Veränderungen in Ihrem Leben zu machen.

51 Rezepte für schwangere Mütter:

Smarte Diäten und gesunde Ernährung für werdende Mütter

Von

Joe Correa CSN

INHALT

Copyright

Danksagung

Über den Autor

Einführung

51 Rezepte für schwangere Mütter: Smarte Diäten und gesunde Ernährung für werdende Mütter

Weitere Titel dieses Autors

ÜBER DEN AUTOR

Nach jahrelanger Forschung glaube ich ehrlich an die positive Wirkung die richtige Ernährung auf den Körper und den Geist haben kann. Meine Kenntnis und Erfahrung haben mir geholfen, im Laufe der Jahre gesünder zu leben, was ich mit meiner Familie und Freunden geteilt habe. Je mehr Sie über gesünderes Essen und Trinken wissen, desto eher werden Sie Ihr Leben und die Essgewohnheiten ändern wollen.

Ernährung ist ein Schlüsselfaktor im Pozess für Gesundheit und ein längeres Leben - also starte noch heute. Der erste Schritt ist der wichtigste und der bedeutungsvollste.

EINFÜHRUNG

51 Rezepte für schwangere Mütter: Smarte Diäten und gesunde Ernährung für werdende Mütter

Von Joe Correa CSN

Eine der schönsten Erfahrungen im Leben einer Frau ist die Schwangerschaft. Die Gelegenheit, ein Leben zu schaffen, ist eines der größten Geschenke. Eine Schwangerschaft zu planen oder Schwanger zu sein beinhaltet die Vorbereitung auf einen gesünderen Lebensstil.

Eine richtige Ernährung während der Schwangerschaft ist sehr wichtig für die Entwicklung des Babys. Eine perfekte Balance von Vitaminen, Mineralien und anderen Nährstoffen ist der Schlüssel zur richtigen Ernährung vor, während und nach der Schwangerschaft.

Auf Basis meiner persönlichen Recherche habe ich ein Buch erstellt, das eine Kollektion an Rezepten mit allen wichtigen Nährstoffen aus den gängigen Lebensmitteln, die nicht nur für die Schwangerschaft sonder auch für die allgemeine Gesundheit wichtig sind. Diese Rezepte sollen als Idee dienen, wie eine richtige Ernährung für eine schwangere Frau aussehen soll. Proteine, Kalzium, Eisen und Folsäure sind einige der wichtigsten Nährstoffe, die in der Ernährung enthalten sein sollen.

Mein erster und wichtigster Fokus liegt auf den Proteinen. Sie sind die wichtigsten für die Entwicklung der Organe, vor allem Herz und Gehirn. Rezepte mit Fleisch, Bohnen und Eier sind die beste Möglichkeit für eine leichte, aber eiweißreiche Mahlzeit.

Kalzium ist für Knochen und Zähne verantwortlich, während das Eisen bei der Blutproduktion, die das Baby mit Sauerstoff versorgt, hilft. Milch, griechischer Joghurt, Käse und Blattgemüse sind die bekanntesten Quellen dieser Mineralien.

Folsäure ist in Lebensmitteln mit Vitamin B zu finden, das Anomalien im Gehirn und anderen Organen verhindert. Zu finden in Pasta, Brot und grünes Blattgemüse.

Ich habe diese wichtigen Nährstoffe in ein paar großartigen Gerichten verbunden, die Sie jeden Tag in der Schwangerschaft und für den Rest Ihres Lebens genießen werden.

Ihr Körper befindet sich in einem Zustand der ständigen Veränderung und das ist vollkommen normal. Diese Veränderungen beinhalten Stimmungsschwankungen durch die Hormonstörungen sowie Morgenübelkeit und die sichtbaren körperlichen Veränderungen, die in Ihrem Körper stattfinden. Eine richtige Ernährung ist auf alle Fälle das Beste, was Sie für sich selbst im Moment tun können. Werden Sie kein Opfer Ihrer Begierden. Viele Frauen verfallen dem Heißhunger auf Süßes. Dies verursacht noch mehr Hormonstörungen. Statt Süßigkeiten lieber die gesündere Option wählen, wie

Früchte, das diese Ihnen helfen, die richtigen Vitamine für Sie und Ihr Baby zu erhalten.

Ich hoffe, dieses Buch Anregungen gibt, die besten Zutaten für Sie und Ihre geliebten Menschen zu wählen.

51 REZEPTE FÜR SCHWANGERE MÜTTER: SMARTE DIÄTEN UND GESUNDE ERNÄHRUNG FÜR WERDENDE MÜTTER

1. Cremiges Kürbisparfait

Zutaten:

230 g griechischer Joghurt

225 g Kürbis, vorgekocht

2 TL Ahornsirup

¼ TL Kürbiskuchen-Gewürz

2 EL Rosinen, gehackt

½ TL Zimt, gemahlen

4 EL Müsli

2 EL Cashewnüsse

Zubereitung:

Kürbis, Ahornsirup, Kürbiskuchen-Gewürz und Zimt in einen Mixer geben. Alles gut pürieren. In eine große

Schüssel geben und den Joghurt untermischen. Rühren bis es gut vermengt ist. Eine Schicht der Mischung in einer Servierschüssel geben. Eine Schicht Müsli, Rosinen und Cashewnüsse in die Schüssel geben. Die Kürbis-Joghurt-Mischung darauf verteilen. Mit etwas Zimt für den Geschmack bestreuen und servieren. Mehrere Schichten können gerne gemacht werden, dies ist optional.

Nährwertangaben pro Portion: Kcal: 210, Proteine: 12,6 g, Kohlenhydrate: 43,2 g, Fette: 12,8 g

2.   Gurke mit Joghurt

Zutaten:

1 große Gurke, gehackt

1 Knoblauchzehe, gehackt

230 g Naturjoghurt

1 EL Hüttenkäse, gerieben

Zubereitung:

Die Gurke schälen und in dünne Scheiben schneiden. Joghurt, Käse und Knoblauch vermischen. Vor dem Servieren mindestens 30 Minuten kühl stellen. Bei Bedarf etwas Salz zugeben.

Nährwertangaben pro Portion: Kcal: 79, Proteine: 6,0 g, Kohlenhydrate: 9,9 g, Fette: 1,2 g

3.   Kiwi-Heidelbeer-Smoothie

Zutaten:

50 g Heidelbeeren

1 mittelgroße Kiwi, geschält und gewürfelt

½ mittelgroße Banane, geschnitten

1 kleine Aprikose, gehackt

115 g griechischer Joghurt

1 EL Honig, pasteurisiert

¼ TL Zimt, gemahlen

Zubereitung:

Alle Zutaten in einen Mixer geben. Rühren bis es sämig ist und in einem Glas anrichten. Vor dem Servieren für 1 Stunde kalt stellen.

Nährwertangaben pro Portion: Kcal: 149, Proteine: 6,3 g, Kohlenhydrate: 30,4 g, Fette: 1,6 g

4.   Vollkornmuffins

Zutaten:

240 ml Mandelmilch

100 g Apfelmus, ungesüßt

80 g Ahornsirup

125 g Maismehl

165 g Mais

125 g Hafermehl

1 TL Backpulver

1 TL Backnatron

1 EL Leinsamen

¼ TL Salz

Zubereitung:

Den Ofen auf 375°F (190°C) vorheizen.

Mandelmilch und Leinsamen in eine kleine Schüssel geben. Zur Seite stellen und für ca. 5-7 Minuten ziehen lassen.

Hafermehl, Backpulver, Backnatron, Mais und Salz in einer großen Schüssel vermischen. Apfelmus und Ahornsirup unterrühren. Die Mandelmilch-Mischung und Mais zugeben. Gut verrühren bis es gut vermischt ist.

Die Mischung in Muffinsformen oder Tassen geben. Im Ofen für ca. 20 Minuten backen. Einen Zahnstocher in die Mitte zum Gartest in die Mitte stechen und wenn er sauber raus kommt, sind sie fertig. Nach einer Backzeit von 15 Minuten den Test mehrmals wiederholen. Aus dem Ofen nehmen und servieren.

Nährwertangaben pro Portion: Kcal: 179, Proteine: 3,4 g, Kohlenhydrate: 27,0 g, Fette: 7,2 g

5.　　Käse-Spinat-Tomaten-Omelet

Zutaten:

4 große Eier, geschlagen

110 g Hüttenkäse

75 g Zwiebeln, fein gehackt

225 g frischer Spinat, fein gehackt

6 Kirschtomaten, gewürfelt

1 EL Butter

½ TL Salz

¼ TL schwarzer Pfeffer, gemahlen

Zubereitung:

Butter in einer großen Bratpfanne mit Antihaft-Beschichtung bei mittlerer Hitze erwärmen. Zwiebeln zugeben und braten bis sie weich sind. Eier zugeben und gleichmäßig mit einem Pfannenwender verteilen. Für 3 Minuten Kochen oder bis der Boden leicht braun ist.

Käse, Spinat und Tomaten auf die eine Hälfte der Pfanne geben. Etwas Salz und Pfeffer für den Geschmack hinzufügen und das Omelet über das Gemüse falten.

Temperatur herunterdrehen und für weitere 2 Minuten braten. Vom Herd nehmen und das Omelet auf eine Servierplatte geben. Mit extra Käse garnieren und servieren!

Nährwertangaben pro Portion: Kcal: 131, Proteine: 9,8 g, Kohlenhydrate: 8,2 g, Fette: 7,0 g

6.   Curry-Linsen

Zutaten:

200 g Linsen, eingeweicht und vorgekocht

230 g fettarme Sahne

960 ml Wasser

¼ TL Salz

½ TL Koriander, gemahlen

½ TL Cayennepfeffer, gemahlen

¼ TL Kurkuma, gemahlen

1 TL Kreuzkümmel, gemahlen

1 kleine Zwiebel, gehackt

2 EL Butter

1 EL chinesische Petersilie, gehackt

Zubereitung:

Linsen in kaltem Wasser für mindestens 1 Stunde einweichen. Am besten ist es die Linsen über Nacht einzuweichen.

Wasser in einen großen Topf geben und zum Kochen bringen, dann auf mittlere Temperatur drehen. Linsen gut waschen und in den Topf geben. Knoblauch, Salz, Koriander, Pfeffer und Kurkuma unterrühren. Zudecken und für weitere 40 Minuten kochen oder bis die Linsen weich sind. Bei Bedarf mehr Wasser zugeben.

Butter in einer großen Bratpfanne mit Antihaft-Beschichtung bei mittlerer Hitze erwärmen. Gehackte Zwiebeln zugeben und braten bis sie goldbraun sind. Kreuzkümmel unterrühren und für ca. 1-2 Minuten anbraten. Ständig rühren.

Zwiebeln und Butter in die Linsen rühren; bei niedriger Hitze für weitere 5-8 Minuten kochen. Fettarme Sahne zugeben und warten bis sie geschmolzen ist. Mit gehackter Petersilie garnieren und servieren.

Nährwertangaben pro Portion: Kcal: 179, Proteine: 8,8 g, Kohlenhydrate: 21,9 g, Fette: 6,5 g

7. Schoko-Avocado-Mousse

Zutaten:

2 mittelgroße Avocado, entsteint, geschält and gewürfelt

1 mittelgroße Banane, gehackt

60 g Rohkakaopulver

5 EL Kokosmilch

2 EL Ahornsirup

1 TL Vanilleextrakt

½ TL Zimt, gemahlen

¼ TL schwarzer Pfeffer, gemahlen

1 TL Orangenschale

Zubereitung:

Alle Zutaten in die Küchenmaschine geben. Rühren bis es sämig ist und in einem Glas anrichten. Mit Orangenschale garnieren und servieren. Die Mousse kann bis zu 2 Tage im Kühlschrank aufbewahrt werden.

Nährwertangaben pro Portion: Kcal: 439, Proteine: 6,2 g, Kohlenhydrate: 34,1 g, Fette: 34,1 g

8. Hindu Chiasamen

Zutaten:

160 g Chiasamen

230 g fettarme Sahne

2 Knoblauchzehen, gehackt

1 TL Ingwer, gemahlen

¼ TL Salz

2 kleine Chili, gehackt

1 kleine Zwiebel, gehackt

Zubereitung:

720 ml Wasser in einen großen Topf geben und zum Kochen bringen. Chiasamen zugeben und für 30 Minuten bei niedriger Hitze kochen oder bis sie gar ist.

Gewürze hinzufügen und gut mischen. Für ca. 5-10 Minuten kochen, ständig umrühren. Mit fettarmer Sahne garnieren und servieren.

Nährwertangaben pro Portion: Kcal: 512, Proteine: 18,8 g, Kohlenhydrate: 46,5 g, Fette: 34,4 g

9. Kichererbsen- & Chilisuppe

Zutaten:

2 TL Kreuzkümmelsamen

130 g Chiliflocken

100 g Linsen

1 EL Olivenöl

1 rote Zwiebel, gehackt

720 ml Gemüsebrühe

200 g Tomaten, gewürfelt

100 g Kichererbsen

15 g Koriander, grob gehackt

4 EL griechischer Joghurt

Zubereitung:

Einen großen Topf mit Antihaft-Beschichtung erwärmen und Kreuzkümmelsamen und Chiliflocken zugeben. Anbraten bis sie anfangen zu hüpfen und das Aroma freigeben.

Öl und Zwiebel hinzugeben und für 5 Minuten kochen. Linsen, Brühe und Tomaten zugeben. Zum Kochen bringen und für 15 Minuten köcheln bis die Linsen weich sind.

Die Suppe in einen Mixer oder in eine Küchenmaschine geben. Mischen bis es sämig ist und in die Pfanne zurück geben. Kichererbsen zugeben und langsam erhitzen. Gut würzen und den Koriander unterrühren. Mit einem Schlag Joghurt und Korianderblättern abschließen.

Warm servieren.

Nährwertangaben pro Portion: Kcal: 263, Proteine: 15,9 g, Kohlenhydrate: 37,1 g, Fette: 6,4 g

10. Rucola-Quinoa-Salat

Zutaten:

85 g Rucola, geschnitten und gehackt

380 g weißer Quinoa, vorgekocht

1 große Paprika, gewürfelt

1 kleine Zwiebel, gehackt

180 g Kirschtomaten, halbiert

2 EL Mandeln, geröstet und gehackt

60 ml Orangensaft

60 ml Zitronensaft

60 ml Balsamico-Essig

½ TL Meersalz

¼ TL schwarzer Pfeffer, gemahlen

720 ml Wasser

Zubereitung:

Orangensaft, Zitronensaft, Essig, Meersalz und Pfeffer in einer Rührschüssel mischen. Gut rühren und zur Seite stellen, damit sich das Aroma voll entfalten kann.

Quinoa und Wasser in einen großen Topf geben. Zum Kochen bringen und für 20 Minuten kochen oder bis es gar ist. Vom Herd nehmen und mit kaltem Wasser waschen. Gut abgießen und in eine große Schüssel geben. Rucola, Pfeffer und Tomaten zugeben. Mit Dressing beträufeln und gut verrühren. Geröstete Mandeln drüber streuen.

Vor dem Servieren für mindestens 1 Stunde kalt stellen.

Nährwertangaben pro Portion: Kcal: 187, Proteine: 7,1 g, Kohlenhydrate: 31,9 g, Fette: 3,6 g

11.   Frittiertes Eiweiß mit Hüttenkäse

Zutaten:

4 große Eier, geschlagen

220 g Hüttenkäse

60 ml Magermilch

1 EL Olivenöl

1 TL Salz

Zubereitung:

Eier trennen und das Eiweiß zur Seite stellen.

Öl in einer großen Bratpfanne mit Antihaft-Beschichtung bei mittlerer Hitze erwärmen.

In der Zwischenzeit Eiweiß, Hüttenkäse und Milch vermischen. Etwas Salz für den Geschmack hinzufügen. Die Mischung in die Pfanne geben und für ca. 3-4 Minuten braten, ständig umrühren. Aus der Pfanne nehmen und mit etwas frischer Petersilie für den Geschmack bestreuen. Sofort servieren.

Nährwertangaben pro Portion: Kcal: 316, Proteine: 29,1 g, Kohlenhydrate: 6,4 g, Fette: 19,1 g

12.   Hülsenfrüchte nach mexikanischer Art

Zutaten:

100 g weiße Bohnen

100 g schwarze Bohnen

100 g grüne Erbsen

100 g grüne Bohnen

1 TL rotes Chilipulver

2 EL Mehl

1 EL Zwiebelpulver

½ TL getrocknete Oregano, gemahlen

½ TL Knoblauchpulver

½ TL Kreuzkümmel, gemahlen

½ TL Salz

720 ml Wasser

Zubereitung:

Hülsenfrüchte in einen großen Topf geben. Wasser hinzugeben bis es bedeckt ist. Über Nacht einweichen.

Gut abwaschen und in einen großen Topf geben. 720 ml Wasser hinzugeben und zum Kochen bringen. Für 25 Minuten kochen und dann alle anderen Zutaten hinzufügen. Mit einem Deckel zudecken und die Temperatur runter drehen. Für weitere 20 Minuten kochen. Vom Herd nehmen und servieren.

Nährwertangaben pro Portion: Kcal: 169, Proteine: 10,5 g, Kohlenhydrate: 31,3 g, Fette: 0,7 g

13.   Apfel-Spinat-Smoothie

Zutaten:

225 g frischer Spinat, gehackt

2 kleine Äpfel, entkernt und gewürfelt

1 große Birne, entkernt und gewürfelt

120 ml Wasser

3 EL Zitronensaft

1 EL Orangensaft

2 EL Honig

Zubereitung:

Alle Zutaten in die Küchenmaschine geben. Rühren bis es sämig ist und in einem Glas anrichten. Ein paar Eiswürfel hinzugeben und servieren, oder vor dem Servieren 1 Stunde kalt stellen.

Nährwertangaben pro Portion: Kcal: 245, Proteine: 1,3 g, Kohlenhydrate: 45,1 g, Fette: 0,6 g

14.   Kalter Blumenkohlsalat

Zutaten:

450 g Blumenkohlröschen

450 g Brokkoli

2 mittelgroße Hühnerfilets, in mundgerechte Stücke geschnitten

4 Knoblauchzehen, zerdrückt

50 ml natives Olivenöl extra

1 TL Salz

1 EL getrockener Rosmarin, zerkleinert

Zubereitung:

Das Gemüse waschen und abtropfen. In mundgerechte Stücke scheiden.

Olivenöl bei mittlerer Hitze erwärmen und den zerdrückten Knoblauch zugeben. Für 1-2 Minuten anbraten, Blumenkohl, Brokkoli, Hühnerfilets und ca. 120 ml Wasser zugeben. Auf kleinste Stufe stellen und köcheln lassen bis es zart ist.

Wenn die meiste Flüssigkeit ist verdunstet, Salz und zerdrückten Rosmarin zugeben. Gut verrühren und vom Herd nehmen.

Gut abkühlen lassen bevor dem Servieren.

Nährwertangaben pro Portion: Kcal: 182, Proteine: 25,7 g, Kohlenhydrate: 15,1 g, Fette: 13,2 g

15. Kreuzkümmel-Hühnchen

Zutaten:

230 g Hähnchenschenkel, in mundgerechte Stücke geschnitten

4 EL Honig, pasteurisiert

1 EL getrockener Oregano

2 EL Kokosöl

1 TL Kreuzkümmel, gemahlen

1 TL Meersalz

1 TL schwarzer Pfeffer, gemahlen

1 EL frische Minze, gehackt

Zubereitung:

Öl in einer großen Bratpfanne bei mittlerer Hitze erwärmen.

Hühnchen hinzugeben und für 8 Minuten anbraten bis es goldbraun ist. Zwiebeln hinzugeben und für weitere 3 Minuten unter Rühren anbraten. Salz, Pfeffer, Oregano und Kreuzkümmel für den Geschmack drüber geben. Honig und Zimt unterrühren.

Für 5 Minuten weiterrühren und kochen bis es komplett heiß ist.

Mit Minze garnieren und heiß servieren.

Nährwertangaben pro Portion: Kcal: 170, Proteine: 38,5 g, Kohlenhydrate: 11,2 g, Fette: 21,4 g

16. Hafer-Mango-Creme

Zutaten:

330 g Mango, geschält und gewürfelt

3 EL Haferflocken

2 EL Magermilch

2 EL griechischer Joghurt

1 EL Leinsamen

Zubereitung:

Den Haferbrei nach Packungsanweisung kochen. Zur Seite stellen.

Die Mango in die Küchenmaschine geben und pürieren bis sie cremig ist. In eine mittlere Schüssel geben und Milch, Joghurt und Leinsamen untermischen. Mit Minze oder Beeren garnieren.

Nährwertangaben pro Portion: Kcal: 269, Proteine: 7,0 g, Kohlenhydrate: 57,8 g, Fette: 3,3 g

17.   Rindfleisch-Moussaka

Zutaten:

900 g große Kartoffeln, geschält and geschnitten

450 g fettarmes Rinderhack

1 große Zwiebel, geschält and fein gehackt

1 TL Salz

½ TL schwarzer Pfeffer, gemahlen

120 ml Milch

2 große Eier, geschlagen

Pflanzenöl

Sauerrahm oder griechischer Joghurt, zum servieren

Zubereitung:

Den Ofen auf 400°F (200°C) vorheizen.

Den Boden einer Auflaufform mit 20 x 20 cm mit etwas Pflanzenöl einfetten. Geschnittene Kartoffeln schichten und mit etwas Milch bestreichen. Das Rinderhack verteilen und eine weitere Schicht Kartoffeln verteilen. Mit der restlichen Milch bestreichen, 120 ml Wasser hinzugeben und Deckel drauf geben.

Für 1 Stunde kochen oder bis die Kartoffeln komplett weich sind.

Wenn sie fertig sind kommt die letzte Schicht mit geschlagenen Eiern. Für weitere 10 Minuten backen.

Mit etwas Sauerrahm oder griechischem Joghurt garnieren und servieren!

Nährwertangaben pro Portion: Kcal: 458, Proteine: 34,9 g, Kohlenhydrate: 36 g, Fette: 19,2 g

18. Mangold mit gerösteten Pinienkernen

Zutaten:

55 g Mangold, gehackt

1 mittelgroße gelbe Paprika, geschnitten

2 kleine grüne Äpfel, entkernt und gewürfelt

35 g Pinienkerne, leicht geröstet

¼ Fenchelknolle, in mundgerechte Stücke gewürfelt

2 EL Walnussöl

2 EL Sherry-Essig

½ TL Salz

½ TL schwarzer Pfeffer, gemahlen

Zubereitung:

Essig, Salz und Pfeffer in einer Rührschüssel mischen. Zur Seite stellen.

Das Gemüse in eine große Schüssel geben. Apfelstücke und Pinienkerne zugeben. Gut verrühren und servieren.

Nährwertangaben pro Portion: Kalorien: 85, Proteine: 2,0 g, Kohlenhydrate: 8,8 g, Fette: 5,6 g

19.   Rohkakao-Muffins

Zutaten:

75 g Leinsamen, gemahlen

240 g Mandelmehl

3 TL Backpulver

6 EL Rohkakaopulver

1 TL Zimt, gemahlen

480 ml Kokosmilch

340 g Honig, pasteurisiert

2 TL Vanillepulver

100 ml Olivenöl

1 EL Kokosnussmehl

Zubereitung:

Den Ofen auf 375°F (190°C) vorheizen.

Alle trockenen Zutaten in eine Schüssel geben. Kokosmilch langsam unterrühren, Honig und Öl zugeben. Mit einem Elektrorührgerät gut verrühren. Die Muffins in Papierformen geben.

Die Muffins für ca. 15 Minuten backen. Wenn bei der Zahnstocherprobe der Zahnstocher sauber wieder raus kommt, dann sind sie fertig.

Mit Kokosflocken bestreuen und vor dem Servieren abkühlen lassen.

Nährwertangaben pro Portion: Kcal: 278, Proteine: 4,5 g, Kohlenhydrate: 48,6 g, Fette: 12,2 g

20.   Ingwer-Omelet

Zutaten:

4 Freilandeier

2 EL natives Olivenöl extra

1 TL frischer Ingwer, gerieben

¼ TL schwarzer Pfeffer, gemahlen

50 g Rosinen

¼ TL Meersalz

Zubereitung:

Die Eier mit einer Gabel aufschlagen. Etwas Ingwer und Pfeffer drüber geben. Gut verrühren.

Öl in einer großen Bratpfanne bei mittlerer Hitze erwärmen. Die Eiermischung in die Pfanne geben und etwas Salz für den Geschmack hinzufügen. Für 4 Minuten kochen oder bis es durch ist. Vom Herd nehmen und mit Rosinen garnieren. Sofort servieren.

Nährwertangaben pro Portion: Kcal: 608, Proteine: 23,5 g, Kohlenhydrate: 31,7 g, Fette: 45,8 g

21.   Blattgemüse mit Walnüssen

Zutaten:

150 g Römersalat, gehackt

1 große Orange, geschält und in Spalten geschnitten

30 g Walnüsse

45 g Datteln, entsteint und fein gehackt

1 EL frischer Zitronensaft

Zubereitung:

Die Zutaten in einer großen Schüssel zusammenrühren und mit Zitronensaft beträufeln. Gut verrühren und vor dem Servieren für 30 Minuten kalt stellen.

Nährwertangaben pro Portion: Kcal: 148, Proteine: 12,3 g, Kohlenhydrate: 21,6 g, Fette: 8,3 g

22. Karotten-Rüben-Booster

Zutaten:

2 große Karotten, geraspelt

2 kleine Rüben, geschnitten and gewürfelt

1 EL Zitronensaft

1 große Orange, geschält und in Spalten geschnitten

2 EL Chiasamen

Zubereitung:

Alle Zutaten in eine Küchenmaschine geben und pürieren bis sie cremig sind. In einem Glas anrichten und ein paar Eiswürfel hinzugeben. Mit Chiasamen für extra Nährstoffe garnieren.

Nährwertangaben pro Portion: Kcal: 122, Proteine: 6,2 g, Kohlenhydrate: 38,1 g, Fette: 9,2 g

23.   Gefüllte Zwiebeln

Zutaten:

10-12 mittelgroße süße Zwiebeln, geschält

450 g fettarmes Rinderhack

100 g Reis

3 EL Olivenöl

1 EL getrockene Minze, gemahlen

1 TL Cayennepfeffer, gemahlen

½ TL Kreuzkümmel, gemahlen

1 TL Salz

110 g Tomatenmark

45 g Brotkrümel

Eine Handvoll frischer Petersilie, fein gehackt

Zubereitung:

Von jeder Zwiebel oben ca. 0,5 cm abschneiden und etwas vom Boden abschneiden. So steht die Zwiebel. Die Zwiebeln in eine mikrowellengeeignete Schale geben und ca. 240 ml Wasser zugeben. Fest verschliessen und für 10-

12 Minuten in die Mikrowelle auf höchster Stufe oder bis die Zwiebeln gar sind. Die Zwiebeln entnehmen und etwas abkühlen lassen. Die inneren Lagen der Zwiebeln mit einem Gemüsemesser vorsichtig entnehmen, so dass ungefähr 0,5 cm der Zwiebelschale übrig bleiben.

Rinderhack mit Reis, Olivenöl, Minze, Cayennepfeffer, Kreuzkümmel, Salz und Brotkrümel in einer großen Schüssel vermengen. Die Zwiebeln mit 1 EL der Mischung füllen.

Den Boden eines dickbodigen Topfs mit etwas Öl einfetten und die Zwiebeln reingeben. 600 ml Wasser hinzugeben und den Deckel draufgeben. Für 45 Minuten bei mittlerer Hitze kochen.

Mit gehackter Petersilie oder sogar Rucola und mit Sauerrahm oder griechischem Joghurt servieren.

Nährwertangaben pro Portion: Kcal: 464, Proteine: 34 g, Kohlenhydrate: 48,4 g, Fette: 15,2 g

24.   Hühnereintopf

Zutaten:

450 g Hühnerbrust

2 große Kartoffeln, geschält and fein gehackt

5 große grüne Paprika, fein gehackt und ohne Kerne

2 kleine Karotten, geschnitten

1 große Tomate, grob gewürfelt

Eine Handvoll frischer Petersilie, fein gehackt

3 TL natives Olivenöl extra

1 TL Cayennepfeffer

1 TL Chili, frisch gemahlen

1 TL Salz

Zubereitung:

Den Boden eines großen Topfs mit 3 EL Olivenöl einfetten. Das Gemüse verteilen und die Hähnchenflügel drauf legen. 1 EL Cayennepfeffer, Salz und eine Handvoll frischer Petersilie zugeben.

Etwa 480 ml Wasser zugeben, Deckel drauf geben und für ca. 2 Stunden bei mittlerer Hitze köcheln lassen.

Nährwertangaben pro Portion: Kcal: 325, Proteine: 11,5 g, Kohlenhydrate: 44,5 g, Fette: 12,8 g

25.   Auberginen mit Mandeln gefüllt

Zutaten:

4 mittelgroße Auberginen, der Länge nach halbiert

4 kleine Zwiebel, geschält und fein gehackt

4 Knoblauchzehen, zerdrückt

15 g Petersilie, fein gehackt

3 mittelgroße Tomaten, geschält and fein gewürfelt

100 ml natives Olivenöl extra

1 Lorbeerblatt, getrocknet und zerbröselt

2 EL Mandeln, fein gehackt

1 EL Honig, pasteurisiert

½ TL Salz

½ TL schwarzer Pfeffer, gemahlen

Zubereitung:

Den Ofen auf 300°F (150°C) vorheizen.

Backpapier auf ein Backblech legen.

Die Auberginen der Länge nach halbieren. Das Fruchtfleisch entnehmen und in eine Schüssel geben. Etwas Salz zugeben und für ca. 30 Minuten stehen lassen.

Öl in einer großen Bratpfanne bei mittlerer Hitze erwärmen. Die Auberginen für 3 Minuten auf jeder Seite anbraten und aus der Pfanne nehmen. Auf ein Küchenpapier geben, damit das überschüssige Öl aufgesaugt werden kann. Zur Seite stellen.

Zwiebeln und Knoblauch in die Bratpfanne geben. Unter Rühren 2 Minuten anbraten und dann Tomaten zugeben. Gut verrühren und köcheln lassen, bis die Tomaten weich sind.

Das Fruchtfleisch der Auberginen und die restlichen Zutaten zugeben. Für weitere 5 Minuten kochen und vom Herd nehmen.

Die Hälften der Auberginen mit dieser Mischung füllen. In eine Auflaufform geben und für ca. 15 Minuten backen oder bis es leicht verschmort ist.

Mit etwas Sauerrahm garnieren und warm servieren, dies ist optional.

Nährwertangaben pro Portion: Kcal: 219, Proteine: 4,0 g, Kohlenhydrate: 24,4 g, Fette: 14,0 g

26. Rüben-Apfel-Spinat-Salat

Zutaten:

1 große Rübe, gedünstet und geschnitten

450 g Spinat, geschnitten

2 Frühlingszwiebeln, fein gehackt

1 kleinen grünen Apfel, entkernt und geschnitten

50 ml Olivenöl

2 EL frischer Zitronensaft

1 EL Honig, pasteurisiert

1 Knoblauchzehe, zerdrückt

1 TL Apfelessig

¼ TL schwarzer Pfeffer, gemahlen

¼ TL Salz

Zubereitung:

Rüben in einen großen Topf geben. Wasser zugeben, bis die Rüben bedeckt sind und für ca. 40 Minuten kochen oder bis sie weich sind. Schälen und in Scheiben schneiden. In eine Schüssel geben. Olivenöl, Essig, Cider,

Salz, Pfeffer und Honig vermischen. Über die Rübenscheiben geben und gut umrühren. Für mindestens 30 Minuten stehen lassen.

Den Apfel waschen und trocken tupfen. In dünne Scheiben schneiden und mit Rübenscheiben, Frühlingszwiebeln und Spinat vermengen. Zerdrückten Knoblauch hinzufügen und gut mischen. Servieren.

Nährwertangaben pro Portion: Kcal: 343, Proteine: 2,4 g, Kohlenhydrate: 31,9 g, Fette: 25,7 g

27. Ingwer-Chili-Hähnchenschenkel

Zutaten:

900 g Hähnchenschenkel

1 TL Chili, gemahlen

470 ml Kokoswasser

1 EL Ingwer, gemahlen

1 EL Koriandersamen

8 Knoblauchzehen, gehackt

10 g frischer Basilikum, gehackt

½ TL Salz

½ TL schwarzer Pfeffer, gemahlen

Zubereitung:

Hähnchenschenkel und Knoblauch in einen Schongarer geben.

Das Fleisch mit Ingwer, Chili, Salz und Pfeffer bestreuen. Kokoswasser drüber gießen und frischen Basilikum zugeben. Mit einem Deckel zudecken und auf mittlerer Hitze kochen.

Die Hähnchenschenkel für ca. 8-10 Stunden kochen oder bis sie zart sind. Aus dem Schongarer nehmen und gut verrühren. Warm servieren.

Nährwertangaben pro Portion: Kcal: 472, Proteine: 45,9 g, Kohlenhydrate: 6,6 g, Fette: 29,3 g

28.   Bauernfrühstück

Zutaten:

4 große Eier

120 g junger Spinat, gehackt

110 g Ziegenkäse, zerbröselt

1 EL natives Olivenöl extra

4 Brotscheiben, Vollkorn

¼ TL Salz

Zubereitung:

Die Eier mit einer Gabel in einer Schüssel aufschlagen. Den Ziegenkäse in kleine Würfel schneiden und in die Schüssel geben.

Öl in einer großen Bratpfanne mit Antihaft-Beschichtung bei mittlerer Hitze erwärmen. Spinat zugeben und für ca. 3-4 Minuten kochen oder bis er weich ist. Eier und Käsemischung unterrühren und für 3 Minuten anbraten oder bis die Eier fertig sind.

Das Brot für 2 Minuten toasten. Mit Ei-, Käse- und Spinat-Mischung servieren.

Nährwertangaben pro Portion: Kcal: 345, Proteine: 19,8 g, Kohlenhydrate: 11,1 g, Fette: 25,1 g

29.   Rindfleischeintopf

Zutaten:

450 g fettarmes Rindfleisch, in mundgerechte Stücke geschnitten

120 ml Rotweinessig

1 EL Butter

170 g Tomatenmark

75 g Babykarotten, geschnitten

2 mittelgroße Kartoffeln, geschält und gewürfelt

1 große Zwiebel, fein gehackt

110 g Champignons, gehackt

½ TL Salz

1 Lorbeerblatt

480 ml Rinderbrühe

100 g grüne Erbsen

1 TL getrockneter Thymian, gemahlen

3 Knoblauchzehen, gehackt

Zubereitung:

Butter in einer Bratpfanne bei mittlerer Hitze erwärmen. Fleischstücke zugeben und braun anbraten, dabei ständig rühren.

Das Fleisch in einen Schongarer geben und die Pfanne zurückstellen. Zwiebeln in die Pfanne geben und für 5 Minuten kochen.

Wein und Tomatenmark in die Bratpfanne geben und die restlichen Fleisch- und Zwiebelstückchen aufzufangen.

Die Mischung über das Fleisch im tiefen Topf gießen. Alle restlichen Zutaten zugeben und gut verrühren, besonders, wenn die Flüssigkeit dick ist. Zudecken und für 1 Stunde kochen. Grüne Erbsen unterrühren und für weitere 15 Minuten kochen. Vom Herd nehmen und servieren.

Nährwertangaben pro Portion: Kcal: 216, Proteine: 21,1 g, Kohlenhydrate: 19,8 g, Fette: 5,6 g

30.　Hawaiianisches Pulled Pork

Zutaten:

900 g Schweineschulter

1 Dose Ananasstücke

2 TL Ingwer, gerieben

1 mittelgroße Karotte, geschnitten

1 große Paprika, gewürfelt

240 ml Rindfleischbrühe

1 TL Salz

Zubereitung:

Das Fleisch in einen großen Topf geben. Karotten, Pfeffer und Ananas mit Saft zugeben. Rindfleischbrühe zugeben und bei Bedarf Wasser zugeben um die Dicke anzupassen. Ingwer und Salz für den Geschmack hinzufügen. Zudecken und für 1 Stunde bei mittlerer Hitze kochen. Aus dem Schongarer nehmen und gut verrühren. Warm servieren.

Nährwertangaben pro Portion: Kcal: 239, Proteine: 43,0 g, Kohlenhydrate: 4,0 g, Fette: 39,0 g

31.　Kokosnuss-Mango-Smoothie

Zutaten:

165 g Mango, gewürfelt

115 g griechischer Joghurt

240 ml Kokosmilch

1 große Orange, geschält und in Spalten geschnitten

1 EL Kokosnussmehl

1 EL Zitronensaft

1 TL Zitronenschale

Zubereitung:

Mango, Joghurt, Kokosmilch, Orange und Zitronensaft in einer Küchenmaschine verrühren. Rühren bis es sämig ist und in einem Glas anrichten. Mit Kokosraspeln und Zitronenschale für den extra Geschmack garnieren. Vor dem Servieren für 30 Minuten kalt stellen.

Nährwertangaben pro Portion: Kcal: 313, Proteine: 6,8 g, Kohlenhydrate: 30,2 g, Fette: 20,8 g

32.   Geschmorte Lammkeule

Zutaten:

900 g Lammkeule

1 TL schwarzer Pfeffer, gemahlen

1 TL Meersalz

2 mittelgroße Karotten, gehackt

50 ml Olivenöl

4 Knoblauchzehen, gehackt

960 ml Marinarasauce

1 große Zwiebel, gewürfelt

Zubereitung:

Alle Zutaten in einen Schongarer geben. Auf niedrige Temperatur stellen und für 8 Stunden kochen. Am besten über Nacht kochen lassen.

Um zu wissen, ob die Lammkeule richtig gekocht wurde, kontrolliert man, ob das Fleisch von den Knochen fällt. Das ist das beste Anzeichen, dass die Lammkeule servierbereit ist.

Nährwertangaben pro Portion: Kcal: 312, Proteine: 27,6 g, Kohlenhydrate: 16,9 g, Fette: 14,4 g

33.   Dreilagiger Brownie

Zutaten:

560 g Brownie-Mischung (1 Packung)

3 große Eier

60 ml Wasser

100 ml Öl

1 EL Erdnussbutter

450 g Frischkäseglasur

340 g Milchschokoladenstückchen

35 g knusprige Cerealien

Zubereitung:

Den Ofen auf 300°F (150°C) vorheizen.

Die Brownie-Mischung in eine große Schüssel geben. Geschlagene Eier, Wasser und Öl langsam unterrühren. Cookies formen und in eine große, gefettete Backform geben.

Für ca. 30-35 Minuten backen oder bis sie schön braun sind. Aus dem Ofen nehmen und abkühlen lassen. Die Glasur auf jedem Brownie verteilen.

Erdnussbutter in einer mittleren Bratpfanne mit Antihaft-Beschichtung bei mittlerer Hitze erwärmen. Schokoladenstückchen zugeben und ständig rühren. Vom Herd nehmen wenn die Zutaten sich vermischt haben.

Gleichmäßig auf den Brownies verteilen. Vor dem Servieren für 1 Stunde kalt stellen.

Nährwertangaben pro Portion: Kcal: 310, Proteine: 2,7 g, Kohlenhydrate: 43,8 g, Fette: 14,9 g

34.   Frischkäsescheiben

Zutaten:

2 x 225 g Hörnchen, geteilt

450 g weichen Frischkäse

1 TL Vanilleextrakt

170 g Honig, pasteurisiert

1 TL Zimt, gemahlen

1 Eigelb

1 Eiweiß

Zubereitung:

Den Ofen auf 350°F (175°C) vorheizen.

1 Dose der Hörnchen in eine gefettete Backform legen.

Frischkäse, Vanille, Honig und Eigelb in einem Mixer mischen. Die Mischung in die Pfanne geben und über die Hörnchen verteilen. Die restlichen Hörnchen vorsichtig auf die Frischkäse-Mischung legen.

Das Eiweiß in einer separaten Schüssel schaumig schlagen und über den Teig geben. Mit Zimt bestreuen.

Für ca. 20-25 Minuten backen oder bis es braun ist. Aus dem Ofen nehmen und abkühlen lassen. In Scheiben schneiden und serverien.

Nährwertangaben pro Portion: Kcal: 299, Proteine: 7,5 g, Kohlenhydrate: 32,6 g, Fette: 16,0 g

35.   Erdnussbutter-Haferbrei

Zutaten:

230 g Haferflocken, vorgekocht

240 ml Mandelmilch, ungesüßt

2 EL Erdnussbutter, biologisch

1 EL Erdbeersirup

1 TL Zimt, gemahlen

Zubereitung:

Zutaten in eine Schüssel geben und gut verrühren bis eine schöne, geschmeidige Masse entsteht. Bei Bedarf etwas Wasser zugeben. Die Mischung in ein großes Glas geben und über Nacht kühl stellen.

Nährwertangaben pro Portion: Kcal: 554, Proteine: 12,2 g, Kohlenhydrate: 44,9 g, Fette: 39,3 g

36. Eier- & Käse-Sandwich

Zutaten:

4 große Eier

220 g Hüttenkäse

1 TL getrockneter Petersilie, gehackt

8 dünnes Scheiben Brot, Vollkorn

8 Römersalatblätter, ganz

1 mittelgroße Tomate, dünn geschnitten

½ TL Salz

Zubereitung:

Eier für 10 Minuten kochen. Abkühlen und schälen. In dünne Scheiben schneiden - ca. 5-6 Scheiben pro Ei.

Salatblatt auf eine Scheibe Brot geben. 1 EL Käse und 1-2 Tomatenscheiben darauf legen und mit dem Ei abschließen.Eine weitere Scheibe Brot draufgeben damit es ein Sandwich wird. Den Vorgang mit den restlichen Zutaten wiederholen. Gerne kann mehr Gemüse genommen werden. Mit Salz bestreuen und servieren.

Nährwertangaben pro Portion: Kcal: 177, Proteine: 15,8 g, Kohlenhydrate: 13,1 g, Fette: 6,7 g

37.   Proteinshake mit Griechischem Joghurt

Zutaten:

690 g griechischer Joghurt

3 Eiweiß

240 ml frischer Apfelsaft

2 EL Orangensaft, frisch gepresst

80 g gefrorene Mango, gewürfelt

120 g gefrorene Ananas, gewürfelt

1 EL Honig, pasteurisiert

Zubereitung:

Zutaten in einen Mixer geben und für 30-40 Sekunden mischen. In Gläsern anrichten und vor dem Servieren mindestens 30 Minuten kühl stellen.

Nährwertangaben pro Portion: Kcal: 204, Proteine: 14,5 g, Kohlenhydrate: 32,4 g, Fette: 2,5 g

38. Grünes Omelet

Zutaten:

4 große Eier

120 g junger Spinat, gehackt

1 kleine Zwiebel, gehackt

¼ TL Paprikapulver, gemahlen

¼ TL Meersalz

1 EL Parmesan, gerieben

1 EL Olivenöl

Zubereitung:

Die Eier mit einer Gabel in einer großen Schüssel aufschlagen. Jungen Spinat und Parmesan zugeben. Salz und Pfeffer für den Geschmack hinzufügen und gut vermischen.

Öl in einer großen Bratpfanne mit Antihaft-Beschichtung bei mittlerer Hitze erwärmen. Eier-Mischung zugeben und für ca. 3-4 Minuten kochen oder bis die Eier fertig sind.

Mit rohem Gemüse servieren. Das ist jedoch optional.

Nährwertangaben pro Portion: Kcal: 271, Proteine: 18,1 g, Kohlenhydrate: 6,2 g, Fette: 20,1 g

39.   Spargel-Artischocken-Salat

Zutaten:

6 mittlere Artischockenherzen

220 g Spargel, geschnitten

110 g Champignons, gehackt

180 g Kirschtomaten, halbiert

75 g Römersalat, gehackt

75 g schwarze Oliven, entsteint

75 g grüne Oliven, entsteint

3 EL Zitronensaft

2 EL Butter

2 TL Dijonsenf

2 Knoblauchzehen, gewürfelt

4 EL Olivenöl

1 TL Meersalz

½ TL schwarzer Pfeffer, gemahlen

Zubereitung:

Den Ofen auf 400°F (200°C) vorheizen.

Zitronensaft, Senf, Knoblauch, 2 EL Öl, Salz und Pfeffer in einer Rührschüssel mischen. Gut rühren und zur Seite stellen, damit sich das Aroma voll entfalten kann.

Eine mittlere Auflaufform mit 2 EL Öl einfetten. Spargel zugeben und etwas Salz für den Geschmack hinzufügen. Für 5 Minuten Backen und aus dem Ofen nehmen. Zur Seite stellen.

Butter in einer großen Bratpfanne mit Antihaft-Beschichtung bei mittlerer Hitze erwärmen. Champignons zugeben und für 5 Minuten kochen. Vom Herd nehmen und zur Seite stellen.

Salat, Tomaten, grüne Oliven, Artischoken und schwarze Oliven in eine große Salatschüssel geben. Spargel und Champignons zugeben und gut verrühren. Dressing drüber geben und gut verrühren. Vor dem Servieren kühl stellen.

Nährwertangaben pro Portion: Kcal: 176, Proteine: 5,2 g, Kohlenhydrate: 16,4 g, Fette: 12,1 g

40. Knoblauch-Hühnerbrust

Zutaten:

2,25 kg Hühnerbrust

480 ml Hühnerbrühe

½ TL schwarzer Pfeffer, gemahlen

2 Knoblauchzehen, gewürfelt

2 große Paprika, gehackt

200 g Tomaten, gewürfelt

½ TL Salz

¼ TL schwarzer Pfeffer, gemahlen

Zubereitung:

Fleisch in einen großen Topf geben und Hühnerbrühe zugeben. Zudecken und für 4 Stunden bei niedrige Temperatur kochen.

Einen großen Topf mit Antihaft-Beschichtung bei mittlerer Temperatur erwärmen. Knoblauch hinzugeben und unter Rühren anbraten bis er glasig ist. Paprika und Tomaten zugeben und etwas Salz und Pfeffer für den Geschmack hinzufügen. Für 2 Minuten kochen und Mehl unterrühren.

Für 1 weitere Minute kochen und die Mischung in den Topf geben. Gut verrühren und mehr Wasser zugeben um die Dicke anzupassen, falls notwendig. Für 1 Stunde kochen und vom Herd nehmen. Erneut gut verrühren und warm servieren.

Nährwertangaben pro Portion: Kcal: 376, Proteine: 55,9 g, Kohlenhydrate: 2,5 g, Fette: 14,3 g

41. Ingwer-Pfirsich-Smoothie

Zutaten:

2 große Pfirsiche, geschält and geschnitten

230 g griechischer Joghurt

3 EL Mangosaft

1 TL Ingwer, frisch gerieben

1 EL Leinsamen

Zubereitung:

Alle Zutaten in eine Küchenmaschine geben und pürieren bis sie cremig sind. Ein paar Eiswürfel hinzugeben und für 20 Sekunden erneut pürieren. Mit extra Früchten oder Samen garnieren.

Nährwertangaben pro Portion: Kcal: 280, Proteine: 7,6 g, Kohlenhydrate: 61,8 g, Fette: 3,0 g

42. Koriander-Knoblauch-Burger mit Parmesan

Zutaten:

2 Dosen Linsen, abgetropft

3 Knoblauchzehen, gehackt

40 g Semmelbrösel

25 g Parmesan, gerieben

1 großes Ei, geschlagen

480 ml Wasser

30 g Mehl

1 EL Pflanzenöl

½ TL Salz

¼ TL schwarzer Pfeffer, gemahlen

Zubereitung:

Linsen in einer mittleren Schüssel mit einer Gabel zerdrücken und dann mit Knoblauch, Semmelbrösel und Käse mischen Zu Brätlingen formen und zur Seite stellen.

Eier und Wasser in einer mittleren Schüssel verquirlen. Mehl, Salz und Pfeffer in anderen Schüssel vermengen.

Jedes Brätling vorsichtig mit der Mehlmischung bedecken, dann in das Ei geben und dann wieder mit Mehl bedecken.

Öl in einer großen Bratpfanne bei mittlerer Hitze erwärmen. Die Burger für ca. 2-3 Minuten auf der Seite anbraten oder bis sie gebräunt sind.

Mit warmem Brot oder in einer Pita mit Koriander, Joghurt, Zwiebel, Tomaten oder was man will, servieren. Das ist jedoch optional.

Nährwertangaben pro Portion: Kcal: 417, Proteine: 25,6 g, Kohlenhydrate: 64,4 g, Fette: 6,3 g

43.   Grüner Salat mit Erdbeeren & Avocado

Zutaten:

20 g frischer Rucola, geschnitten und gehackt

50 g frische Endiviensalat, geschnitten und gehackt

34 g frische Brunnenkresse, gehackt

225 g frischer Spinat, fein gehackt

1 kleine Gurke, geschnitten

200 g Erdbeeren, halbiert

150 g Avocado, gewürfelt

3 EL Mandeln, grob gehackt

3 EL Olivenöl

2 EL Balsamico-Essig

1 TL Meersalz

¼ TL schwarzer Pfeffer, gemahlen

Zubereitung:

Öl, Essig, Salz und Pfeffer in einer Rührschüssel mischen. Gut rühren und zur Seite stellen.

Rucola, Endiviensalat, Brunnenkresse, Spinat und Gurke vermischen. Vorsichtig mit den Früchten vermengen. Mit Dressing beträufeln und gut verrühren. Mit Mandeln garnieren und vor dem Servieren für 1 Stunde kalt stellen, damit sich die Aromen vermischen können.

Nährwertangaben pro Portion: Kcal: 222, Proteine: 3,1 g, Kohlenhydrate: 10,6 g, Fette: 20,2 g

44.   Kalb- und Hühnchen-Kebab

Zutaten:

450 g fettarmes Kalbfleisch, in mundgerechte Stücke geschnitten

450 g Hühnerbrust, ohne Knochen, ohne Haut und in mundgerechte Stücke geschnitten

36 g Champignons, geschnitten

3 große Karotten, geschnitten

2 EL Butter, weich

1 EL Olivenöl

1 TL Cayennepfeffer

1 TL Salz

½ TL schwarzer Pfeffer, frisch gemahlen

Einen Bund frische Sellerieblätter, fein gehackt

100 g Sellerieknolle, fein gehackt

Zubereitung:

Den Boden eines dickbodigen Topfs mit 1 EL Olivenöl einfetten. Kalbskotletts, geschnittene Karotten, Salz,

Pfeffer, Cayennepfeffer und Sellerieknolle zugeben. Gut umrühren und 480 ml Wasser hinzugeben. Für ca. 35-40 Minuten bei mittlerer Hitze kochen oder bis das Fleisch halb gekocht ist.

Hühnerbrust, Butter und weitere 240 ml Wasser hinzufügen. Weitere 30 Minuten köcheln oder bis das Fleisch komplett gekocht und zart ist.

Champignons und Sellerie hinzugeben. Ich persönlich mag es nicht, wenn die Champignons verkocht sind, daher reichen weitere 10 Minuten bei mittlerer Hitze.

Warm servieren.

Nährwertangaben pro Portion: Kcal: 373, Proteine: 37,6 g, Kohlenhydrate: 11,3 g, Fette: 20 g

45.   Bananen-Nuss-Haferbrei

Zutaten:

1 große Banane, geschnitten

480 ml Kokosmilch, ungesüßt

1 TL Zimt, gemahlen

75 g Cashewnüsse, gehackt

70 g Mandeln, gehackt

65 g Pekannüsse, gehackt

½ TL Salz

Zubereitung:

Alle Nüsse in einer großen Rührschüssel vermengen. Wasser hinzugeben bis alle Nüsse bedeckt ist. Etwas Salz und Pfeffer hinzufügen und über Nacht einweichen.

Mit kaltem Wasser abwaschen und gut abtropfen lassen. Die Nüsse in die Küchenmaschine geben und Banane, Kokosmilch und Zimt hinzufügen. Rühren bis es sämig und schön dick ist.

Die Mischung in einen Topf mit Antihaft-Beschichtung geben. Für ca. 5 Minuten bei mittlerer Hitze kochen.

Ständig rühren. Vom Herd nehmen und abkühlen lassen. In Servierschüsseln geben und wenn gewünscht mit extra Nüssen dekorieren.

Nährwertangaben pro Portion: Kcal: 499, Proteine: 8,6 g, Kohlenhydrate: 23,5 g, Fette: 45,1 g

46. Mandelkleie-Pancakes

Zutaten:

95 g Mandelmehl

2 große Eier

120 ml Wasser

½ TL Backnatron

¼ TL Salz

¼ TL Honig, pasteurisiert

50 g Butter

Zubereitung:

Mehl, Salz und Backpulver in einer großen Rührschüssel vermengen. Gut rühren und zur Seite stellen.

Eier, Honig und 1 EL Butter in einer separaten Schüssel vermengen. Rühren bis es gut vermengt ist.

Die Eiermischung in eine Schüssel mit der Mehlmischung geben und verrühren, bis eine glatte Masse entstanden ist. Wenn der Teig zu dick ist, etwas Wasser zugeben und rühren, bis die gewünschte Konsistenz erreicht ist. Die

Schüssel mit einem Tuch oder Deckel abdecken und für 15 Minuten stehen lassen.

Restliche Butter in einer großen Bratpfanne mit Antihaft-Beschichtung bei mittlerer Hitze erwärmen. Den Teig in die Pfanne geben, genug um den Boden zu bedecken.Für 2 Minuten Kochen oder bis der Boden leicht braun ist. Den Vorgang mit dem restlichen Teig wiederholen.

Pancakes auf eine Servierplatte geben und mit Honig und Nüssen garnieren. Das ist jedoch optional.

Nährwertangaben pro Portion: Kcal: 168, Proteine: 4,3 g, Kohlenhydrate: 16,3 g, Fette: 9,5 g

47. Kokos-Brombeerpudding mit Chiasamen & Pistazien

Zutaten:

240 ml Mandelmilch

½ TL Mandelextrakt

70 g frische Brombeeren, zerdrückt

3 EL Chiasamen

1 EL Kokosraspel

25 g Pistazien, gehackt

Zubereitung:

Brombeeren, Chiasamen, Mandelextrakt, Mandelmilch und Kokosraspeln in einer große Rührschüssel vermengen. Zutaten gut verrühren bis es gut vermengt ist.

Die Schüssel mit Frischhaltefolie oder Deckel abdecken und vor dem Servieren für mindestens 12 Stunden kalt stellen.

Den Pudding mit gehackten Pistazien oder einer anderen Nusssorte garnieren.

Nährwertangaben pro Portion: Kcal: 453, Proteine: 9,8 g, Kohlenhydrate: 21,6 g, Fette: 38,1 g

48.   Heidelbeer-Frühstückstortilla

Zutaten:

50 g frische Heidelbeeren

1 EL Butter

4 Eier, geschlagen

1 TL Mandelbutter

¼ TL schwarzer Pfeffer, gemahlen

¼ TL Salz

1 TL Zimt, gemahlen

Zubereitung:

Mandelbutter, Eier, Zimt und Pfeffer in einer Rührschüssel mischen. Gut rühren und zur Seite stellen.

Butter in einer großen Bratpfanne mit Antihaft-Beschichtung bei mittlerer Hitze erwärmen. Eimasse hinzufügen und für 3 Minuten kochen oder bis es durch ist. Heidelbeeren drauf geben und auf kleinster Stufe weiterkochen. Zudecken und für ca. 6-8 Minuten kochen.

Den Deckel abnehmen und einen mittleren Teller drauflegen und den Eitortilla umdrehen. Die Pfanne auf den Herd stellen und für weitere 3-4 Minuten kochen oder bis es sich durch ist. Vom Herd nehmen und in 2 gleichgroße Portionen aufteilen. Servieren.

Nährwertangaben pro Portion: Kcal: 250, Proteine: 13,2 g, Kohlenhydrate: 8,5 g, Fette: 19,2 g

49.   Kichererbsen-Bulgur

Zutaten:

330 g Kichererbsen, vorgekocht

360 g Bulgur, vorgekocht

1 mittelgroße Zucchini, geschält and gewürfelt

1 mittelgroßer Kürbis, halbiert und geschnitten

20 g frischer Basilikum, gehackt

960 ml Gemüsebrühe

1 mittelgroße Zwiebel, gehackt

1 EL Pflanzenöl

2 Knoblauchzehen, gewürfelt

½ TL Salz

3 g schwarzer Pfeffer, gemahlen

1 TL getrocknete Thymian, gehackt

Zubereitung:

Bulgur und Gemüsebrühe in einen großen Topf geben. Zum Kochen bringen und auf kleinster Stufe weiterkochen. Mit einem Deckel zudecken und kochen bis die Flüssigkeit verkocht ist. Zum Abkühlen zur Seite stellen.

Kichererbsen in einen Topf mit kochendem Wasser geben. Kochen bis sie fertig sind und vom Herd nehmen. Waschen, abtropfen und zur Seite stellen.

Öl in einer großen Bratpfanne mit Antihaft-Beschichtung bei mittlerer Hitze erwärmen. Zwiebeln zugeben und für ca. 3-4 Minuten kochen oder sie glasig sind. Knoblauch, Thymian und etwa 2 EL Wasser unterrühren. Für 2 Minuten kochen und Kürbis, Zucchini und Kichererbsen zugeben. Für weitere 10 Minuten kochen oder bis der Kürbis und die Zucchini weich sind. Ständig rühren.

Die Temperatur runter drehen und Bulgur zugeben. Gut verrühren und zudecken. Für weitere 10 Minuten kochen. Vom Herd nehmen und etwas Basilikum, Salz und Pfeffer für den Geschmack hinzufügen. Warm servieren.

Nährwertangaben pro Portion: Kcal: 386, Proteine: 17,3 g, Kohlenhydrate: 70,2 g, Fette: 6,1 g

50.   Minze-Melonen-Smoothie

Zutaten:

320 g Melone, gewürfelt

1 große Gurke, gehackt

2 kleine Äpfel, entkernt und gewürfelt

2 EL frische Minze, gehackt

2 EL Limettensaft

1 EL Paranüsse

Zubereitung:

Alle Zutaten in die Küchenmaschine geben. Rühren bis es sämig ist. Die Mischung in Gläser anrichten. Ein paar Eiswürfel hinzugeben und mit Minze garnieren oder vor dem Servieren 1 Stunde kalt stellen.

Nährwertangaben pro Portion: Kcal: 119, Proteine: 2,5 g, Kohlenhydrate: 18,1 g, Fette: 5,4 g

51. Kürbis-Schokoladenriegel

Zutaten:

2 große Eier, geschlagen

100 ml Öl

510 g Gelbkuchen-Backmischung (1 Packung)

1 TL Kürbiskuchen-Gewürz

250 g dunkle Schokolade, geschmolzen

70 g Mandeln, gehackt

1 EL Kürbiskerne

Zubereitung:

Den Ofen auf 350°F (175°C) vorheizen.

Öl und Eier in einer Rührschüssel verrühren. Backmischung und Kürbiskuchen-Gewürz gut unterrühren.

Schokolade, Mandeln und Kürbiskerne unterheben. Die Riegel formen, in eine gefettete Auflaufform geben und für 20-30 Minuten backen. Aus dem Ofen nehmen und in die gewünschte Größe schneiden. Mit Joghurt oder selbstgemachter Früchtemarmelade servieren.

Nährwertangaben pro Portion: Kcal: 227, Proteine: 3,0 g, Kohlenhydrate: 25,6 g, Fette: 12,8 g

WEITERE TITEL DIESES AUTORS

70 Effektive Rezepte zur Vermeidung und Lösung von Übergewicht: Fett schnell verbrennen durch die Verwendung von richtiger Diät und kluger Ernährung
von
Joe Correa CSN

48 Rezepte zur Verminderung von Akne: Der schnelle und natürliche Weg zum Beheben Ihres Akne-Problems in weniger als 10 Tagen!
von
Joe Correa CSN

41 Rezepte zur Vorbeugung von Alzheimer: Verringern oder Beseitigung des Alzheimer Zustandes in 30 Tagen oder weniger!
von
Joe Correa CSN

70 wirksame Rezepte bei Brustkrebs: Vorbeugen und bekämpfen von Brustkrebs mit kluger Ernährung und kraftvollen Lebensmitteln
von

Joe Correa CSN

www.ingramcontent.com/pod-product-compliance
Lightning Source LLC
Chambersburg PA
CBHW051034030426
42336CB00015B/2864